NOTICE MÉDICALE

La Mouillère-Besançon

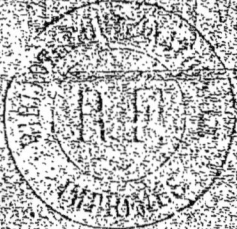

STATION HYDROMINÉRALE

STATION MILITAIRE

NOTICE MÉDICALE

SUR

La Mouillère-Besançon

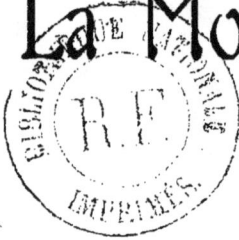

❖ ❖

STATION HYDROMINÉRALE

Reconnue par décret du Ministre de l'Intérieur.

STATION MILITAIRE

Classée par décret du Ministre de la Guerre.

❖ ❖

BESANÇON

TYPOGRAPHIE ET LITHOGRAPHIE DODIVERS

87, Grande-Rue & Rue Moncey, 8 bis

—

1919

STATIONS BALNÉAIRES DE FRANCHE-COMTÉ

LUXEUIL (Haute-Saône)

Eaux thermales, faiblement minéralisées, chlorurées et ferrugineuses.

Indications principales : Métrites et entérites subaigües et chroniques.

Indications secondaires · Rhumatismes et phlébites chroniques.

BESANÇON-LA MOUILLÈRE (Doubs)

LONS-LE-SAUNIER (Jura)

Eaux froides, bromo-chlorurées fortes.

Indications principales : Scrofulo-tuberculose des enfants et des adolescents.

Indications secondaires : Métrites chroniques.

SALINS (Jura)

Eaux froides, bromo-chlorurées faibles (Eaux-mères à forte minéralisation).

Mêmes indications que Besançon-La Mouillère et Lons-le-Saunier.

GUILLON-LES-BAINS (Doubs)

Cures de repos, de régime et d'hydrothérapie.

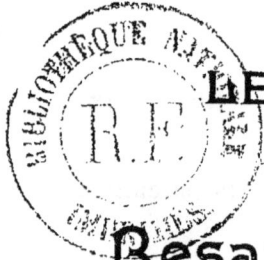

LES EAUX SALÉES

DE

Besançon = La Mouillère

SOURCE DE MISEREY

NOTICE MÉDICALE

I. — COMPOSITION ET ANALYSES

Les premières analyses ont été effectuées par MM. Boisson, pharmacien de 1re classe, professeur de chimie à l'Ecole de Médecine et de Pharmacie de *Besançon* et E. Baudin, pharmacien de 1re classe, expert-chimiste de la Ville, du Parquet et des Tribunaux.

Elles ont été reprises au laboratoire de l'hôpital *Tenon* sur les indications et sous la surveillance de la Commission spéciale de l'Académie de Médecine. Ces nouveaux essais ont confirmé d'une manière rigoureuse les résultats obtenus à *Besançon* et ont assigné à l'eau salée et à l'eau-mère de **Besançon-la-Mouillère** la composition chimique suivante.

EAU SALÉE

Densité à 15° ; 1.200,81. — Densité à l'aréomètre : 21°8

Chlorure de sodium	283 — 800 par litre
Chlorure de magnésium	2 — 428
Chlorure de potassium.	0 — 917
Chlorure de calcium.	4 — 037
Bromure de potassium.	0 — 118
Iodure de sodium	Traces
Sulfate de sodium	6 gr 732
Silice, fer, etc.	Traces
Total.	298 gr. 032 par litre

Soit au total 298 gr. 032 d'éléments salins, dont 291 gr. 182 de chlorures alcalins ou alcalino-terreux par litre et 0 gr. 118 de bromure de potassium.

Pour les eaux-mères « *mutterlauge* », l'analyse fournit les résultats suivants :

EAUX-MÈRES

Densité à 15° : 1.224-40. — Densité à l'aréomètre : 26°0.

Chlorure de sodium	234 gr. 681 par litre
Chlorure de potassium.	21 — 496
Chlorure de magnésium	51 — 463
Bromure de potassium.	2 — 250
Iodure de sodium	Traces
Sulfate de soude.	12 gr. 024
Sulfate de chaux	0 — 952
Silice, fer, etc.	Traces
Total.	322 gr. 866 par litre

Soit au total 322 gr. 886 par litre d'éléments salins, dont 307 gr. 640 de chlorures alcalins ou alcalino-terreux par litre et 2 gr. 250 de bromure de potassium.

La proportion considérable, on peut dire énorme, de chlorure de sodium contenue dans l'eau salée de **Besançon-la-Mouillère** range de suite cette eau dans la classe des chlorurées sodiques fortes ; comme cette eau, d'autre part, ne renferme ni hydrogène sulfuré, ni bicarbonate de soude, comme sa température ne dépasse pas 11 à 12° et qu'enfin le bromure de potassium, cet élément de minéralisation si précieux, on le verra, s'y trouve en quantité notable, elle peut être définie une eau *bromo-chlorurée simple, forte, athermale,* et, à ces divers titres elle rentre dans le groupe si connu et si apprécié qui compte déjà *Salins* et *Salies-de-Béarn* en France, *Kreuznach* et *Nauheim* en Allemagne, *Rheinfelden* et *Bex* en Suisse, *Ischl* en Autriche, *Hall* dans le Tyrol, etc.

C'est donc à ces diverses eaux qu'il est intéressant surtout de comparer celle de **Besançon-la Mouillère.**

II. — Comparaison de la minéralisation de l'Eau de Miserey avec celles des principales eaux salines similaires.

Les éléments de cette comparaison se trouvent renfermés dans les deux tableaux ci-après, le premier relatif à la composition de l'eau salée, le second à celle de l'eau-mère.

De l'examen de ces tableaux il résulte tout d'abord, d'une manière générale et au point de vue de la chloruration ou de la richesse de l'eau en chlorures alcalins ou alcalino-terreux, que l'eau salée de *Miserey* (Doubs) est l'une des plus richement minéralisées ; à ce point de vue, seule l'eau salée de *Rheinfelden* (Suisse) lui est supérieure et tient la tête avec 312 grammes de chlorures par litre d'eau ; *Miserey* (Doubs) vient ensuite avec 291 grammes ; puis *Hall* (du Tyrol) avec 26) grammes ; *Rothwill* et *Lunebourg* (en Allemagne) avec 250 et 247 grammes ; *Ischl* (en Autriche) avec 236 grammes ; *Salies-de-Béarn* avec 218 grammes ; *Bex* (en Suisse) avec 160 grammes. Beaucoup plus loin, mais dans un rang relativement encore élevé, *Salins* figure avec ses 26 grammes environ de chlorures.

TABLEAU COMPARATIF DE LA COMPOSITION DE L'EAU SALÉE

ÉLÉMENTS MINÉRALISATEURS (par litre)	EAU de la mer (De Rochas)	KREUZNACH (Prusse) (Polstorf)	BEX (Suisse) (Bischoff)	SALINS (Jura) (Réveil)	MISEREY-BESANÇON Boisson et (E. Baudin)	SALIES-DE-BÉARN (O. Henry)	SALIES-DE-BÉARN (Garrigou)	RHEINFELDEN (Suisse) (Bolley)	ISCHL (Autriche) (Seegen)
Densité	1020 00	1009 50	»	1024 00	1200 60	1208 00	1199 00	1205 69	1195 00
Densité à l'aréomètre . . .	3°5	1°	»	3°6	24°	23°	24°	24°	23°5
Chlorures : sodium	27g100	9g520	156g668	22g745	283g800	216g020	229g254	311g302	233g106
id. potassium . .	0g400	0g126	2g654	0g256	0g917	2g080	0g354	»	»
id. magnésium .	5g400	0g032	1g077	0g870	2g428	non	6g792	0g334	1g540
id. calcium	»	1g733	»	»	4g087	appréciés	6g495	»	0g440
Bromures : sodium	»	0g040	»	»	»	traces	»	»	»
id potassium . .	0g100	»	»	0g031	0g118	fort légères	»	néant	»
id. magnésium .	»	»	0g014	»	»		0g473		0g050
Iodures divers	traces	0g003	traces	traces	traces	néant	0g053	néant	néant
Sulfates : soude	2g000	?	»	»	6g732		9g094	5g695	5g600
id. potasse	»	?	»	0g681	»		0g212	»	»
id. magnésie	»	?	1g018	»	»	9g750	3g750	»	0g590
id. chaux	»	?	6g759	1g417	»		0g797	»	2g040
Silice, fer, alumine, etc. .	?	0g003	0g055	?	traces	1g050	0g254	traces	0g400
Bicarbon., mat. organiques et divers	?	0g387	1g918	?	?	5g500	0g460	0g899	0g500
Total des matières fixes.	35g000	11g844	170g226	26g000	298g032	234g400	318g830	318g300	244g770
dont chlorures	32g900	11g411	160g390	23g871	291g182	218g100	311g966	311g965	235g590
et bromures	0g100	0g014	0g014	0g031	0g118	traces fort lég.	néant	néant	0g050

TABLEAU COMPARATIF DE LA COMPOSITION DES EAUX-MÈRES

ÉLÉMENTS MINÉRALISATEURS (par litre)	KREUZNACH (Prusse) (Polstorf)	BEX (Suisse) (P. Morin)	SALINS (Jura) (Réveil)	MISEREY-BESANÇON (E. Baudin et Boisson)	SALIES-DE-BÉARN (Réveil)	SALIES-DE-BÉARN (Garrigou) (1) (Bolley)	RHEINFELDEN (Suisse) (Bolley)
Densité	1313 30	»	»	1224 40	1221 00	1255 00	1209 78
Densité à l'aréomètre	34°	»	»	26°	26°	26°	25°
Chlorures : sodium	20ᵍ947	33ᵍ920	168ᵍ004	234ᵍ681		223ᵍ335	310ᵍ187
id. potassium	20ᵍ191	38ᵍ620	»	21ᵍ496	290ᵍ000	55ᵍ009	»
id. magnésium	30ᵍ005	142ᵍ800	60ᵍ008	51ᵍ463		155ᵍ203	3ᵍ369
id. calcium	230ᵍ307	40ᵍ390	»	»		1ᵍ800	2ᵍ144
Bromures : sodium	0ᵍ770	»	»	»	»	»	»
id. potassium	»	»	2ᵍ842	2ᵍ250	»	»	»
id. magnésium	»	0ᵍ650	»	»	0ᵍ038	10ᵍ000	»
Iodures divers	0ᵍ001	0ᵍ080	traces	traces	0ᵍ038	0ᵍ940	»
Sulfates : soude	»	35ᵍ490	22ᵍ060	12ᵍ024	»	»	»
id. potasse	»	»	65ᵍ585	»		»	»
id. magnésie	»	»	»	»	traces	11ᵍ245	»
id. chaux	»	»	»	0ᵍ952		»	0ᵍ940
Silice, fer. alumine	traces	0ᵍ540	»	traces	9ᵍ925	0ᵍ452	0ᵍ021
Bicarbonates, mat. organiques et divers	0ᵍ125	?	»	?		15ᵍ000	0ᵍ202
Total des matières fixes	302ᵍ346	292ᵍ490	318ᵍ535	322ᵍ866	300ᵍ000	472ᵍ993	316ᵍ863
dont chlorures	301ᵍ450	255ᵍ730	228ᵍ048	307ᵍ640	290ᵍ000	435ᵍ347	315ᵍ700
et bromures	0ᵍ770	0ᵍ650	0ᵍ650	2ᵍ250	0ᵍ038	10ᵍ000	néant

(1) Cette analyse s'applique en réalité à des Eaux-Mères concentrées additionnées d'environ leur volume de Sel d'Eaux-Mères à l'état de cristaux.

Indications thérapeutiques des Eaux salines et des Eaux-Mères de BESANÇON-LA MOUILLÈRE.

I. — INDICATIONS ESSENTIELLES

a) Diverses manifestations du *lymphatisme*, de la *scrofule*, du *rachitisme*, des *tuberculoses* « externes » ganglionnaires osseuses et génitales, avec ou sans fistule.

A titre préventif de ces affections, la médication saline convient aux *enfants* débiles, délicats, atteints d'atonie des tissus, aux adolescents dont le développement et la croissance sont troublés, aux *convalescents* épuisés ou anémiés, à nutrition ralentie.

b) Les *lésions traumatiques* à réparation lente, les plaies atones des parties molles ou des os.

c) *Blessures de guerre.*

II. — INDICATIONS SECONDAIRES

Certaines affections *des femmes* : l'aménorrhée, la dysménorrhée, souvent liées au lymphatisme, les engorgements pelviens chroniques consécutifs aux anciennes métrites, les fibrômes peu volumineux.

III. — INDICATIONS ACCESSOIRES

Quand les eaux salées sont utilisées comme médication adjuvante d'un traitement physiothérapique :

a) *L'assouplissement des tissus cicatriciels,* le relâchement des adhérences, la disparition des raideurs consécutives aux fractures.

b) *Quelques affections nerveuses,* paralysie infantile, chorée chronique, asthénie physique et psychique, neurasthénie, psychosténie.

c) *Certaines manifestations du rhumatisme chronique.*

APPRÉCIATIONS MÉDICALES

Maladies des enfants. — « C'est l'organisme en voie de croissance qui est surtout justiciable de la Mouillère ; les enfants qui, sans localisations morbides nettes, sont en état de déchéance, qui souffrent dans leur croissance, les enfants qui ont été frappés de rachitisme trouvent à la Mouillère une cure spéciale et un nouvel élan qui remonte et transforme leur tempérament affaibli. La cure des enfants possède là un de ses meilleurs facteurs. »

Maladies des femmes. — « La cure saline amende considérablement, diminue les réflexes douloureux, résout les engorgements péri-utérins et purge de leurs séquelles pelviennes toutes les malheureuses réduites à la chaise longue du fait d'anciennes métrites, périmétrites ou salpingites qui, sans faire d'elles des malades n'en font pas moins des invalides. »

Professeur LANDOUZY.

Prévention de la Phtisie. — « Vous avez l'heureuse chance de posséder en Franche-Comté les eaux Salines naturelles et les eaux mères de Sources thermales telles que la Mouillère, aux portes de Besançon, sources thermales dont l'action est souveraine dans la prévention de la phtisie, dans le lymphatisme et la scrofule, dans les tuberculoses localisées, non viscérales, osseuses ou articulaires et ganglionnaires (en particulier tumeurs blanches, mal de Pott, etc.). A vous de les populariser et d'en réaliser l'application pratique au plus grand nombre de ces candidats à la phtisie. »

Professeur BROUARDEL,
Conférence du 18 juillet 1903 à la fondation
de la Ligue Antituberculeuse.

Action du traitement. — Les eaux salées de Besançon-La-Mouillère étaient, avant la guerre, à peu près complètement ignorées du corps médical, en dehors de la Franche-Comté.

De nombreux médecins, successivement affectés aux formations sanitaires de la ville, au cours des hostilités, ont littéralement « découvert » leur bienfaisante efficacité, car on avait trop oublié à Besançon que contrairement au proverbe,

« Bon vin a quelquefois besoin d'enseigne »

La féconde et bienfaisante initiative de M. le Médecin Inspecteur Richard, Directeur du Service de Santé de la VIIe Région, a eu pour résultat de donner une merveilleuse « leçon de choses », en faisant passer par l'établissement des Bains salins un nombre considérable de militaires malades ou blessés. La plupart de ces militaires en ont largement bénéficié. Leurs lésions se sont amendées et guéries, grâce à l'action stimulante des eaux, qui non seulement facilite la cicatrisation des lésions locales, mais encore et bien plus relève l'état général.

Cette double action se manifeste dans le traitement des diverses maladies justiciables de la cure saline, notamment chez les femmes atteintes de fibromes, de métrites ou de salpingites chroniques. La résolution plus ou moins complète des engorgements utérins et peri-utérins qui accompagnent ces lésions, jointe à l'amélioration de la santé générale, amène la disparition ou tout au moins une atténuation considérable des symptômes douloureux si pénibles, qui font de ces femmes de véritables infirmes.

Cette même action stimulante explique la très heureuse efficacité de la cure saline, associée à la cure solaire, chez les enfants et les adolescents anémiés, lymphatiques ou scrofuleux, simples candidats à la tuberculose, ou atteints de lésions tuberculeuses chroniques des divers organes, particulièrement de lésions ganglionnaires, osseuses ou articulaires. Cette efficacité est si marquée que l'on peut considérer ces affections comme constituant l'indication primordiale du traitement par les eaux de Besançon-la Mouillère.

Le 6 Décembre 1918.

Dr HEITZ.
Professeur à l'Ecole de Médecine.

Indications générales. — Le bain salin aidé de la douche saline, élément essentiel de la médication iodo-bromo-chlorurée, tel qu'il s'administre à **Besançon-la-Mouillère** et dans les stations similaires, ne convient pas seulement dans certaines affections proprement dites : dans le lymphatisme exagéré et dans la scrofule, dans les fibromes et les fibromyomes utérins, où il constitue le traitement de choix, le traitement nécessaire, et pour ainsi dire spécifique dans les débilités congénitales ou acquises, les convalescences, les épuisements ; dans certaines anémies et chloro-anémies avec troubles menstruels ou nerveux ; dans la prévention de la phtisie ; dans les tuberculoses non viscérales ; dans le rachitisme ou l'ostéomalacie ; dans nombre d'affections chirurgicales ou gynécologiques anciennes, etc., il convient encore dans une foule « d'états généraux de l'organisme » qui sont intermédiaires entre la santé et la maladie, n'étant point encore celle-ci et n'étant déjà plus tout à fait celle-là et attestant dans tous les cas une vitalité amoindrie, languissante et menacée dans un avenir proche.

Docteur BAUDIN,
Médecin-Chef Asile départemental du Doubs.

Maladies des femmes et stérilité. — L'état aigu représente ici la seule des contre-indications. Mais lorsqu'il s'agit de consommer la régression des états inflammatoires chroniques, reliquats d'exsudats sexuels, on peut recourir sans crainte à l'absorption vaginale, si active, en appliquant le spéculum grillagé. On voit ainsi guérir des pelvi cellulites infectieuses, des leucorrhées indomptables. On voit disparaître d'anciennes dysménorrhées avec contractions et exfoliations utérines douloureuses. Enfin, la diminution des fibrômes et des tumeurs ovariques représentera la dominante thérapeutique de la cure chlorurée.

Son triomphe est surtout dans la cure de la torpeur génito-ovarienne, de l'anaphrodisie et de la stérilité. La grossesse suit fréquemment la cure balnéaire, sauf les cas de sténose du col, qu'il faudra naturellement dilater avant toute intervention thermale.

Docteur MONNIN,

Secrétaire général de la Société française d'Hygiène.

(Paris, 1897).

Maladies des femmes. *Troubles de la menstruation. Maternité. Fibrôme utérin.* — J'ai traité souvent des femmes, atteintes de troubles de la menstruation, par les bains salins de la Mouillère, et de tous les traitements préconisés c'est, de tous, celui que je préfère.

J'ai gardé surtout l'observation d'une jeune fille à laquelle on avait interdit le mariage à la suite d'hémorragies menstruelles qui l'avaient réduite à un état d'anémie grave que rien n'améliorait.

L'action des bains salins, dirigée avec prudence et patience, fut telle que toutes les hésitations au sujet de la décision matrimoniale tombèrent d'elles mêmes.

L'année suivante, étant mariée et se désolant de n'avoir pas d'enfants, elle vit se produire quelques irrégularités et des hémorragies peu inquiétantes.

Le traitement par les bains salins, avec spéculum cette fois, amena une amélioration rapide de l'état local et, depuis cette époque, deux superbes maternités ont complété l'œuvre des bains de la Mouillère.

Les femmes atteintes de fibrôme utérin qui refusent l'opération radicale parce que les troubles qu'elles ressentent leur paraissent à peu près tolérables, sont particulièrement justiciables du traitement par les bains salins de la Mouillère.

Nous avons tous obtenu depuis longtemps par l'emploi des eaux chlorurées sodiques des résultats si favorables que l'opération a pu être remise et quelquefois évitée.

Constamment et au bout de peu de temps, quinze jours quelquefois, une amélioration très grande de l'état général se produit

Récupération des forces et stabilisation du système nerveux. — On voit s'atténuer et disparaître graduellement les symptômes pénibles causés par le fibrôme, à savoir : les phénomènes dit de voisinage et de compression et surtout les douleurs et les hémorragies. Il nous serait facile de relater de nombreuses observations constatant les résultats remarquables de ce traitement.

Docteur BOURGEAU,

Chef de Clinique de la Maternité.

L'avenir de la Mouillère. — Dans notre France si riche en eaux minérales de toutes variétés, nous ne possédons pas une seule station chlorurée sodique réellement bien organisée, c'est-à-dire qui puisse être justement opposée aux stations allemandes.

A Besançon, les eaux de la Mouillère représentent un admirable instrument thérapeutique digne d'être employé dans un établissement de premier ordre.

Cet établissement, installé dans le voisinage de la ville, dans un beau site, permettrait de constituer une cité thermale magnifique, spécialisée dans le traitement du lymphatisme et de la scrofule et des lésions locales tuberculeuses : ce serait une station d'enfants des plus prospères.

Située dans un centre touristique important, sur le passage qui conduit en Suisse et en Italie, cette station serait sûre de fixer une très importante clientèle étrangère ; elle apporterait la richesse dans une région déjà riche, elle donnerait à toutes les industries locales un développement magnifique.

Enfin, créer à Besançon une grande station hydrominérale, ce serait permettre de faire naître dans la région si riche en points climatiques favorables, une foule de stations de cure d'air des plus prospères.

Besançon, le 21 août 1917.

Docteur BARDET,

Directeur du Laboratoire d'Hydrologie générale à l'École pratique des Hautes-Études, Secrétaire général de l'Institut d'Hydrologie et de Climatologie du Collège de France,

Inflammations péri-articulaires des arthrites liées au lymphatisme et à la scrofule. — Parmi les nombreuses affections justiciables des bains salins il en est une série qui, atteignant plus spécialement les enfants et les adolescents, mérite tout particulièrement de retenir l'attention du praticien. Je veux parler des inflammations péri-articulaires, des arthrites liées au lymphatisme et à la scrofule.

Dans ces cas, j'ai observé des résultats que je ne crains pas de qualifier de merveilleux. En voici un exemple tout récent : le 1er juillet 1917, Mlle X., âgée de treize ans, se présente à ma consultation, amenée en voiture par sa mère, car elle ne pouvait marcher; l'articulation du genou droit était très augmentée de volume, douloureuse au toucher; il y avait un engorgement très marqué des tissus péri articulaires empâtés, l'articulation était raide; bref, le diagnostic de tumeur blanche au début n'était pas douteux.

Après un mois de repos absolu au lit, je prescris une série de vingt bains salés, en commençant par vingt-cinq litres d'eau salée par bain, augmentant graduellement cette dose qui fut portée à cinquante litres pour les deux derniers bains, avec repos absolu dans l'intervalle des bains administrés trois fois par semaine.

Ce traitement fut terminé vers le 15 septembre.

Je constate alors une amélioration des plus notables, le gonflement de l'articulation a presque complètement disparu, plus de douleur, liberté des mouvements, l'enfant marche bien et sans fatigue ; aujourd'hui elle reste levée du matin au soir, fait déjà de longues promenades; je ne doute pas qu'après une nouvelle série de bains la guérison sera complète.

J'entends encore, dans une leçon faite en 1886, Ulysse Trélat, professeur de Clinique chirurgicale à l'hôpital de la Charité, à *Paris*, vanter l'efficacité surprenante des bains salins dans le traitement de ce genre d'arthrite; aux malades qui ne pouvaient se déplacer, il conseillait des bains salins à domicile et recommandait la dose de 50 grammes de sel par litre d'eau, qu'il disait très suffisante, et qu'on n'avait nullement besoin de dépasser, les résultats n'étant pas meilleurs avec des doses plus fortes.

C'est pourquoi, étant donnée la teneur des eaux de la Mouillère en éléments salins, j'ai l'habitude de ne pas prescrire plus de cinquante litres d'eau salée pour un bain ordinaire, et je m'en trouve bien.

Les engorgements péri-utérins, les fibrômes, les métrites en général, les adénites, les lésions osseuses sont traités avec succès par les bains salins ; les cas de guérison ne se comptent plus.

Avec son installation de premier ordre, je ne crains pas de dire que la station de la Mouillère, justement appréciée depuis trois ans par un grand nombre de praticiens venus de tous les coins de la France, et par beaucoup de médecins étrangers amis qui ont donné leurs soins à nos blessés, verra grandir rapidement sa réputation bien méritée de grande guérisseuse.

Ses bienfaits seront chantés au loin par les nombreux blessés auxquels elle aura rendu vigueur et santé.

Besançon, le 9 octobre 1917.

Docteur GOMET,
Ancien interne des hôpitaux de Paris.

Scrofule. Tuberculose ganglionnaire. Maladies utéro-ovariennes. — La Mouillère-Besançon convient particulièrement aux différentes manifestations de la scrofule, de la tuberculose ganglionnaire et également de la cure des maladies utéro-ovariennes.

Professeur Albert ROBIN,
De l'Académie de Médecine.
(*Monde Médical*, mai 1917.)

Affections des organes pelviens de la femme. — L'usage des injections vaginales d'eaux mères dans le bain ou au lit, l'aplication de compresses d'eaux-mères sur le ventre ont, à l'actif des eaux de la Mouillère, un nombre considérable de guérisons ou au moins d'améliorations inespérées d'affections des organes pelviens de la femme.

Docteurs VAISSIER et CHARRIÈRE,
Médecins traitants de la Station de la Mouillère.

Raideurs articulaires. — Les eaux de la Mouillère triomphent aussi dans le traitement des entorses et fractures tibiotarsiennes.

(Extrait d'un rapport du 25 août 1915.)

Docteur TESTEVUIDE,
de Bourbonne-les-Bains.

Appréciations générales. Remède préventif des engelures. — Les bains salins de la Mouillère ont depuis longtemps fait leurs preuves et jouissent d'une renommée bien méritée ; leur réputation n'est plus à faire.

L'efficacité des eaux chlorurées sodiques fortes dans le traitement d'un certain nombre d'affections morbides est indiscutable.

L'installation matérielle de l'établissement de la Mouillère est très confortable et elle permet d'utiliser facilement l'action curative de ses eaux.

Leur pouvoir résolutif et décongestif dans les lésions engendrées par le lymphatisme exagéré et la tuberlose torpide (telles les adénites et les adénopathies chroniques indurées ou suppurées) est depuis longtemps reconnu par tous les médecins.

Il en est de même pour les lésions articulaires et osseuses provoquées par les mêmes causes.

C'est en agissant simultanément sur l'état local et sur l'état général que le traitement salin produit ces heureux effets.

L'action énergique qu'exercent sur l'organisme en général les eaux chloro-iodo-bromurées de la Mouillère est démontrée par la disparition de certaines manifestations morbides liées intimement au tempérament du sujet.

A ce propos, et dans cet ordre d'idées, je crois devoir signaler un fait intéressant.

Dans nos régions froides et humides, tout le monde sait combien sont fréquentes, chez certains enfants et dans certaines familles, les engelures en hiver. Le traitement général par l'huile de foie de morue ou ses succédanés, le traitement local par des topiques divers n'a pas toujours raison d'une affection essentiellement liée à un état arthritique et lymphatique spécial.

Or, j'ai observé dans de nombreux cas la disparition des engelures chez des sujets soumis au traitement méthodique par les bains salins de la Mouillère.

C'est encore, à mon avis, à une action générale sur l'organisme plutôt qu'à une action locale qu'il faut attribuer les heureux effets produits par la cure saline sur les fibrômes utérins.

Cette thérapeutique, qui a fait la réputation de Salies de *Béarn*, est pratiquée dans les mêmes conditions et tout aussi efficacement aux Bains salins de la Mouillère. Nombre de malades atteintes de cette affection et qui ont fréquenté les deux stations se plaisent à le reconnaître.

Beaucoup préfèrent la station de la Mouillère parce qu'elle est plus accessible et mieux desservie ; beaucoup aussi. parce que l'air y est moins chaud et le séjour plus agréable.

Docteur ROLAND,
Ancien interne des hôpitaux de Paris,
Professeur à l'Ecole de Médecine de Besançon.

Traitement des enfants et des soldats. Classement définitif de la station par le Ministère de la Guerre. — Pour qu'un médecin soit et demeure convaincu que les eaux salines de **Besançon-la-Mouillère** constituent une médication très énergique, il lui suffit de jeter un coup d'œil sur le tableau analytique résumant leur composition chimique.

S'il veut bien y regarder d'un peu plus près, ce médecin acquiert la conviction justifiée d'ailleurs par la clinique, que ces eaux sont thérapeutiquement spécialisées au traitement des enfants de tempérament lymphatique ou de nutrition ralentie, chez lesquels ces prédispositions ont plus ou moins retenti sur l'état général ou provoqué des lésions cutanées, ganglionnaires, articulaires ou osseuses.

D'un autre côté, tous les médecins ayant étudié spécialement les maladies du soldat et qui savent bien qu'elles ne sont le plus souvent que la répétition des maladies infantiles, doivent en inférer immédiatement que la spécialisation thérapeutique des eaux de **Besançon-la Mouillère** s'étend forcément au traitement des soldats chez lesquels la vie en commun de la caserne, dans les camps, etc., a ressuscité la pathologie de la vie en commun à l'école

Telles sont les idées, absolument confirmées par tout ce qui nous a été donné de voir depuis le début de la guerre, qui m'ont fourni le thème du rapport que le Comité consultatif de Santé m'avait chargé, en avril 1913, de lui soumettre à propos d'une demande de la Compagnie des Bains de la Mouillère, tendant à obtenir le classement de cette station parmi les établissements susceptibles de recevoir en traitement des militaires malades.

Le Comité avait bien voulu, d'ailleurs, en adopter les conclusions favorables sur le vu desquelles le Ministre de la Guerre a prononcé le classement proposé pour une période de deux années à titre d'essai.

Cet essai ayant, comme tout permettait de le prévoir, donné pleine satisfaction, le classement est devenu définitif. L'Armée, comme la Compagnie des Bains Salins de la Mouillère, ne pourront qu'y gagner.

Le 30 mai 1917.

Signé : Docteur RICHARD.

Ancien directeur du Service de Santé du 7e Corps d'armée et de la 7e Région.

Plaies fistuleuses. Séquelles de blessures. — La Mouillère, par sa proximité des services chirurgicaux de Besançon, a réalisé un champ d'expérience singulièrement favorable.

Vous y avez vu, incrédules d'abord, très convaincus par la suite, quelle évolution favorable la cure chlorurée-sodique imprime aux ostéo-arthrites fistulisées. 92 %, tel est le bilan des guérisons totales et définitives obtenues dans cet établissement pendant la saison dernière.

Des observations prises avec une vraie compréhension du sujet par le Médecin Chef de la formation thermale, M. Dasse, font ressortir, à côté de l'action locale sur la lésion, l'action bien plus importante de la médication hydro-minérale sur l'état général, sur le terrain propre du patient ; les cas qui ont donné les résultats les plus rapides et les plus complets sont ceux qui présentaient des signes plus ou moins évidents de tuberculose, ceux qu'on aurait qualifiés autrefois de lymphatisme.

Il faut rapprocher de ces faits les guérisons rapides des adénites suppurées, ouvertes ou non, certainement bacillaires.

Docteur Durand-Fardel,

Conférence à la Réunion Médico-Chirurgicale, 7ᵉ Région.

(Juin 1917).

Ostéites et ostéo-périostites fistulisées. — Pendant les six mois de la saison mai-octobre 1916, ont été soignés à la Mouillère 224 militaires atteints d'ostéites et d'ostéo-périostites fistulisées. 83 étaient encore porteurs de séquestres, 141 avaient éliminé leur dernier séquestre avant l'entrée au service, 25 autres présentaient des ostéo-arthrites fistulisées avec ou sans corps étrangers.

Les résultats de la cure saline ont donné 92 % de guérisons totales et définitives. Les 8 % sortants non guéris avaient de gros séquestres non éliminables spontanément et ont été évacués sur un service de chirurgie pour y subir l'extraction de leurs séquestres. La durée moyenne de la cure a été de trente à trente-cinq jours.

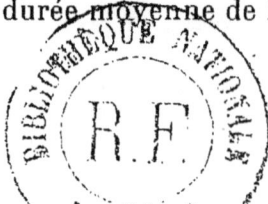

Plusieurs ostéites graves, fistulisées depuis plus de seize mois, ont été guéries entre le vingtième et le vingt-cinquième jour.

Dès les premiers jours de la cure, l'action du traitement se fait vivement sentir, les orifices des fistules se détergent, la sécrétion du pus, dès le troisième bain et la troisième douche, change de couleur et de qualité; d'abord plus abondante et plus fluide, elle se transforme en séro-pus, puis en sérosité claire.

La prochaine guérison est généralement annoncée par l'aspect saignant de la fistule qui ne laisse plus sourdre que quelques gouttes de sang rouge. Les articulations voisines et les muscles traversés par le trajet fistuleux ne sont plus douloureux et reprennent vite leur souplesse. Les infiltrations œdémateuses du voisinage sont résorbées ensuite. Si le blessé porte encore des séquestres ou des esquilles, il annonce lui-même, généralement au bout de la première semaine, qu'un travail se produit dans sa fistule; il éprouve des sensations de piqûres qui changent de place et, dans les cas heureux, il ne tarde pas à éliminer un ou deux séquestres. Si les séquestres sont peu volumineux, il suffit, le plus souvent, de les cueillir à l'orifice avec une pince. Trois ou quatre jours après, la fistule est tarie et il est surprenant de voir le bourgeonnement proliférer avec cette rapidité et combler des pertes de substance souvent sérieuses. Les eaux de la Mouillère ont donc nettement la propriété de cicatriser les fistules et de faire éliminer les esquilles et les corps étrangers.

Quant aux volumineux séquestres, inclus dans des os comme le fémur, le tibia ou l'humérus, séquestres qu'il est impossible de faire éliminer spontanément, M. le médecin-major Patel, chef du Secteur chirurgical de Besançon, avait remarqué et nous avait communiqué ses observations, que ces gros séquestres, après une cure hydrominérale, étaient complètement mortifiés et nettement détachés des parties voisines et se comportaient alors comme de simples corps étrangers plus faciles à enlever parce que non adhérents. Dans ce cas, les suites opératoires ont été plus simples et la guérison plus rapide.

13 mars 1917.

Docteur DASSE,

Médecin-Major de 1ʳᵉ classe,

(Extrait des communications faites à la Réunion
Médico-Chirurgicale de la 7ᵉ Région.)

QUELQUES OBSERVATIONS MÉDICALES

Ostéite tuberculeuse. — Il s'agit d'un ouvrier maçon nommé A..., qui, à l'âge de dix-neuf ans, présente une pleurésie tuberculeuse avec épanchement, soignée et guérie à l'hôpital.

Un an après : ostéite tuberculeuse d'une côte opérée à 21 ans ; ostéite tuberculeuse du calcanéum opérée à l'hôpital. La plaie opératoire ne se ferme pas. On opère une seconde fois sans succès. L'état du pied devient de plus en plus inquiétant ; il présente, lorsque je vois le malade, cinq trajets fistuleux énormes ; deux trajets traversent le pied de part en part, l'un du talon au cou-de-pied, l'autre en dessous des malléoles, creusant un tunnel à traver le calcanéum. C'était un pied à amputer. Un chirurgien voit le malade avec moi pour décider cette amputation.

Avant d'en arriver à cette extrémité, nous faisons faire quelques bains d'eau-mère d abord détriplée, puis dédoublée, puis pure. L'état — nous n'en pouvions croire nos yeux — s'améliore rapidement. En cinq mois environ, les fistules sont comblées ; en trois mois toutes les plaies sont cicatrisées. A... a pu reprendre son métier de maçon. Actuellement, il est homme de peine chez un commerçant de Besançon ; il marche toute la journée et ne souffre pas.

Docteur Eugène LEDOUX,

Ancien interne des hôpitaux de Paris.

Leucorrhée. — Mme S., trente-sept ans, a eu à douze ans, une péritonite. A vingt-sept ans, péritonite purulente, suite de salpingite opérée. Depuis elle souffre périodiquement d'entérite muco-membraneuse

Elle a été envoyée à la Mouillère pour des pertes blanches presques continuelles, mais qui l'affectent surtout au printemps.

A son arrivée elle présente l'aspect d'une assez bonne santé. Son appétit est normal et elle ne se plaint que d'un peu de ballonnement de l'estomac, le matin.

Les pertes blanches sont abondantes et provoquent du prurit vulvaire.

Mme S. prend vingt bains salins quotidiens peu minéralisés (de vingt-cinq à quarante litres d'eau salée) avec le spéculum grillagé pour les dix premiers bains, avec injections d'eau-mère à 40° dans le bain pour les dix derniers.

Après les premiers bains. comme il arrive souvent, les pertes blanches paraissent augmenter, puis s'atténuent progressivement pour disparaître complètement.

Pendant son traitement, la malade a augmenté de **2** kilogr. Elle se trouve plus forte. Le prurit vulvaire a disparu. Un mois après la fin du traitement, les règles étaient revenues normalement et les pertes blanches n'ont pas reparu.

Juin 1913.

Docteur Vaissier.

Métrite. — Mme X., trente-deux ans, deux enfants en bonne santé. Métrite par hétéro-infection consécutive à un accouchement et datant de plusieurs mois. Ecoulement leucorrhéique sanguinolent. Légère dysménorrhée, pas de métrorrhagies. Soignée depuis longtemps dans une ville des environs, cette dame est envoyée par son médecin au docteur Lavigne. A son arrivée à Besançon, elle a des pertes sanguinolentes, de la dyspepsie, elle est anémiée et déprimée. Le docteur Lavigne institue un traitement salin et prescrit vingt bains chlorurés sodiques composés de cinq à vingt litres

d'eau-mère et de vingt-cinq à cent litres d'eau salée avec injections vaginales d'eau-mère à 40°.

Un bain tous les deux jours et, les jours de repos, tampon-
nement avec coton imbibé de glycérine créosotée. Après les
vingt bains les pertes ont disparu ainsi que la dyspepsie et la
dépression, et, cinquante jours après son arrivée, la malade
quitte la Mouillère, se considérant comme guérie.

Août 1913.

Docteur LAVIGNE.

Fibro-myome. — Mme B., vingt-huit ans, de bonne santé
habituelle, n'ayant eu ni grossesse ni fausse couche, éprouve
depuis un an des époques douloureuses, plus longues, irrégu-
lières, plus abondantes. Elle a maigri, se plaint de fatigue et
d'être oppressée facilement au moindre effort. Elle est pâle,
son pouls est un peu fréquent (92) et déprimée (pression artérielle maxima, 16 ; minima, 9). Fibrôme appréciable mais peu
volumineux. Utérus congestionné.

Vingt bains salins avec spéculum grillagé à partir du huitième bain. Dosage des bains : vingt litres d'eau salée au début avec quinze litres d'eau-mère. Progressivement, le dosage
est porté à soixante litres d'eau salée avec la même quantité
d'eau-mère.

L'amélioration est considérable ; l'époque menstruelle, sur-
venue après le onzième bain, a été presque normale. L'utérus
qui était moyennement hypertrophié est sensiblement réduit.
L'état général a surtout bénéficié du traitement. Forces récu-
pérées, marche plus facile, coloration des téguments, disparition des douleurs.

Pression artérielle : maxima, 16 ; minima, 11.

Octobre 1913.

Docteur VAISSIER.

Fibrôme de l'utérus. — Mlle G., quarante-huit ans. Soignée
pour diabète glycosurique et se plaignant de troubles digestifs ;
son médecin le docteur D., de Paris, constate, en même temps

qu'une dilatation d'estomac, un fibrôme de l'utérus et lui conseille l'intervention chirurgicale. Comme la malade ne souffre pas de son fibrôme et craint une opération, le docteur D. l'envoie à la Mouillère.

La malade commence son traitement le 9 août sans ordonnance et débute avec quatre-vingts litres d'eau salée. Elle est prise immédiatement de congestion de la face, agitation, insomnie.

Le dosage est abaissé à quinze litres, avec addition de dix itres l eau -mère, puis porté à vingt et trente litres, avec la lmême quantité d'eau-mère.

Le 5 septembre, à la fin du traitement, l'utérus ne présente qu'une légère hypertrophie et n'est pas douloureux. Mais surtout l'état général est meilleur. L'appétit qui était très diminué est devenu excellent. Les forces sont revenues avec augmentation de poids. La face est normalement colorée (sans congestion) et la malade accuse une sensation de mieux-être.

Octobre 1913.

Docteur Vaissier.

Régression d'un lupus tuberculeux du nez. — Mlle C. A., dix huit ans, couturière, est atteinte d'un lupus tuberculeux, agminé, rupioïde, à tendance végétante sur le nez, s'étendant excentriquement en dehors du sillon naso-génien sous la forme d'un lupus discoïde évoluant dans une nappe congestionnée et infiltrée, ayant débuté il y a trois ans.

Au début du troisième mois de traitement à la Mouillère, la jeune fille a grandi et s'est transformée ; les règles reviennent normalement, le sang est plus coloré, l'état général est très satisfaisant. Les lésions lupiques restent sensiblement stationnaires ; les fistules sont taries un jour sur deux environ. Pendant une nouvelle cure d'un mois menée plus énergiquement et avec addition d'eau mère, nous constatons à peine quelques réactions locales au niveau du nez, et rien au niveau des lésions d'ostéite qui semblent éteintes. La jeune fille a repris son travail ; elle fait des courses au dehors toute la journée. Quatre mois après le début du traitement salin, la jeune fille entre nettement dans la voie de la guérison ; son état général est excellent ; la main gauche a repris toute sa souplesse et presque toute sa force Elle ne porte plus de pansement, bien qu'elle constate encore quelques gouttes de sérosité qui suintent de temps en temps ; le lupus du nez est considérablement modifié ; les tissus des joues, du sillon nasogénien, des ailes du nez et du lobe sont souples ; l'infiltration a disparu et la cicatrisation a gagné toute la surface, sauf sur les faces latérales du lobe. L'air passe librement à travers les narines. Il n'existe plus de coryza depuis deux mois et demi.

Pendant les deux mois suivants, la jeune fille suit un traitement salin d'entretien. La cicatrisation du lupus gagne encore et la qualité de la cicatrice déjà formée s'améliore. A la fin du huitième mois, il n'existe plus de tubercules lupiques et l'ostéite fistulisée est tarie depuis plus d'un mois.

Nous devons noter l'apparition de crises comitiales caractéristiques quinze jours après la guérison des lésions.

Avril 1918.

Docteur DASSE.

Blessures de guerre. Ostéites fistulisées. — Observations sur quelques blessés parmi les sortants :

1º B. Charles, trente-huit ans, cultivateur, blessé le 22 août 1918 par une balle qui lui fracture le radius droit. Réagit dès les premiers jours normalement. Le douzième jour, la fistule semble guérie. Soumis à un traitement d'épreuve, il fait un abcès huit jours après. L'abcès est incisé, et de volumineuses esquilles sont éliminées les 7 et 19 janvier suivants. Le 28 janvier, il est guéri et évacué sur son dépôt.

2º C. Raymond, vingt-un ans, cordonnier, blessé le 22 juillet 1916 par un éclat d'obus qui lui broie l'épaule droite. Entré au service pour vastes délabrements de l'épaule, avec ostéite fistulisée et vaste plaie neurotrophique de dix centimètres de longueur sur deux centimètres et demi de largeur de la fosse sus-épineuse droite ; treize jours après son premier bain, il élimine une grosse esquille ; le jour après, une deuxième ; puis deux jours encore, une troisième esquille. Sa plaie bourgeonne activement et diminue tous les jours. La force musculaire revient. L'impotence diminue notablement.

Le blessé continue normalement sa cure. Dix-huit jours après, il accuse de très vives douleurs dans l'épaule ; ces douleurs changent de place, il annonce la mobilisation d'un séquestre qui est éliminé six jours après. C'est le dernier, et la plaie ne tarde plus à se refermer.

3° Ch. Marcel, vingt un ans, cultivateur, blessé le 11 juillet 1915 par éclat d'obus qui lui fracture l'humérus gauche. Entré au service le 7 janvier 1917 pour ostéo-périostite fistulisée de l'humérus avec raideur de l'épaule et limitation de tous les mouvements de l'articulation. Le 28 du même mois, la fistule est complètement guérie ; en présence des vastes délabrements osseux, nous voulions attendre pour affirmer la guérison. Nous l'envoyons en permission agricole : puis à son retour, il subit un traitement d'épreuve qui affirme la guérison de la fistule. La raideur de l'épaule a presque disparu.

Adénites bacillaires fistulisées. — P. Charles, entré au Service d'hydrothérapie de la Mouillère le 1er septembre 1916 pour vastes ulcérations bacillaires multiples de la base du cou, avec adénites fistulisées des deux côtés, très mauvais état général, très anémié, très amaigri, triste et sans force. Non seulement le malade n'a pas d'appétit, mais il a une gêne considérable pour déglutir ; c'est à peine s'il peut avaler le lait par petites cuillerées.

Pendant la durée de la cure nous avons eu quelques rares poussées thermiques vite éteintes, et aujourd'hui P., Charles, montre volontiers sa belle santé revenue, ses cicatrices souples et non adhérentes, presque esthétiques et la facilité avec laquelle il peut tout déglutir. Le traitement aura guéri non seulement ses vastes écrouelles, mais il est bien aussi pour quelque chose dans l'arrêt d'évolution d'un mal de Pott inquiétant.

Mars 1917.

Docteur DASSE.

RÉSUMÉ D'UNE CONFERENCE

faite par le Docteur DASSE

au Cercle Militaire de la 7e Région, le 15 Mai 1917

Avant la guerre, l'Allemagne réalisait huit cent millions de recettes dans ses stations thermales, alors que la France ne pouvait recueillir des siennes que quinze millions, y compris la vente des eaux minérales en bouteilles. Les eaux de la Mouillère doivent être regardées comme une richesse minérale méconnue au profit d'autres ayant une auréole de réclame où nos ennemis étaient passés maîtres, et alors que ces eaux, parmi les plus chlorurées et les plus bromurées de l'Europe, ont une efficacité et une activité réelles que plus de deux mille malades et blessés militaires, traités depuis 1916 dans le service, peuvent affirmer désormais.

L'action topique des Bains à la Mouillère est nette, elle met les cellules des bourgeons en état de défense maxima, toujours victorieuse. Aucune infection des plaies vastes et profondes n'a été relevée, malgré des fautes d'asepsie, des vêtements de soldats souillés, des doigts malpropres ou autres causes.

Les lésions principalement traitées chez les blessés et malades militaires se classent ainsi :

1o les ostéo-périostites fistulisées ; les résultats obtenus ont été remarquables, les esquilles et séquestres, tels que fragments d'étoffe, de balles et obus, ont été éliminés ; 83 % des blessés ont été guéris, d'autres, porteurs de volumineux séquestres, ayant dû subir une large intervention, ont obtenu des suites opératoires plus simples et une guérison plus rapide ;

2o Les adénites tuberculeuses fistulisées ; sur 75 malades traités, 64 sont sortis guéris ;

3° les ostéo-myélites chroniques fistulisées ; 14 malades depuis 20 et 26 mois, suite de fièvre typhoïde ou de fièvre paratyphoïde, 9 ont été guéris dans l'espace de 3 à 6 semaines ;

4° Les raideurs articulaires, suite de blessures de guerre ; sur 1530 pansées dans le service, dont 96 % compliquées d'atrophie musculaire, 76 % ont été guéries, 15 % grandement améliorées et 3 % seulement à l'état stationnaire ;

5° Les ulcères neuro-trophiques ; de nombreux malades atteints ont été guéris, certains avec une rapidité surprenante ; les malades anémiés et affaiblis, principalement les tuberculeux larvés, les tuberculeux à minima, ont guéri et amélioré les premiers et ont assisté au relèvement de leur état général avant de voir la guérison de leurs lésions locales. Ce sont principalement les intoxiqués, les infectés par le bacille de Koch qui sont justiciables de la cure saline.

Mais avec les malades et les blessés de la guerre qui auront ainsi permis de découvrir les merveilleux effets des eaux de la Mouillère, l'horizon thérapeutique doit s'élargir ; c'est à elles que les enfants, les petits enfants scrofuleux, les petits lymphatiques, les petits prédisposés aux anomalies nutritives, en un mot, tous les petits tuberculeux inflammatoires doivent demander leur guérison. Au point de vue social, cette question doit dominer toutes les autres, car il faudra non seulement que les enfants naissent plus nombreux, mais que nous sachions les conserver et surtout fortifier les nombreux enfants chétifs qui auront souffert de la guerre. Le rôle bienfaisant de ces eaux chlorurées fortes réclame aussi les mères, les futures mères ; à celles-ci, le traitement donne le plus souvent la force qui réalise les espoirs de la maternité déçue, soit en permettant une grossesse, soit en apportant à l'organisme affaibli et intoxiqué le moyen de conduire à terme des grossesses toujours interrompues jusque-là ; à celles-là, blessées et fatiguées par des maternités successives ou épuisées par une civilisation raffinée, abîmées souvent par les remèdes, elles donneront le courage et le goût de la vie en les délivrant des douleurs obsédantes du ventre et en corrigeant par la suite leur nervosisme.

Avec les malades et blessés militaires, nombreux sont aussi les docteurs, les étrangers de passage ou en séjour qui ont pu, pendant cette guerre, apprécier pour leur clientèle, leur famille ou pour eux-mêmes les heureux effets de notre station thermale qui lutte victorieusement, malgré les difficultés de l'heure présente, pour demeurer bien vivante et ouverte toute l'année.

STATISTIQUE DOCUMENTAIRE

Pendant les années 1916-1917-1918, 195,936 bains et douches ont été donnés à la clientèle civile et militaire, soit en moyenne, 65,312 pour chacune de ces années de guerre.

Pendant les années 1915-1916-1917-1918, 103,079 bains et douches ont été donnés aux malades et blessés du Service de Santé, en observant que le traitement n'a débuté en 1915 que le 31 juillet, soit une durée de trois années et demie.

Maison d'Enfants de Besançon-La Mouillère

Au Plateau de Beauregard (altitude : 360 m.)
(Funiculaire à proximité de la Station thermale).

Pour le sauvetage de l'enfance chétive, un Preventorium a été créé à Beauregard par des âmes généreuses ; une société immobilière a été constituée et après avoir fait choix d'un terrain situé sur ce plateau aéré, abrité et ensoleillé, elle a inauguré dès le mois de mai 1918, le traitement d'un premier groupe d'enfants dans un pavillon déjà existant avec, pour ces débuts, douze petits lits blancs entourés des soins de deux religieuses et d'une domestique.

Quarante-trois enfants ont été traités pendant cette première saison où ils furent soumis à la cure saline, de soleil, de culture physique, de grand air et de régime paysan.

Arrivés timides, pâles, inquiets, souffreteux, les chairs molles, ils sont partis bien campés, les regards droits et les joues roses, les muscles tendus sous une peau saine et hâlée, dans le tout resplendissant de la verte jeunesse.

Ces résultats ont été obtenus :

1º Par une hygiène méthodique, grand air, habillement léger, insolation, exercices progressifs, promenades en forêt, régime alimentaire simple duquel étaient proscrits tous les aliments excitants ainsi que l'abus des viandes et sucreries ;

2º Par la cure hydrominérale méthodiquement croissante, d'une durée moyenne de vingt-huit jours.

Parmi les observations recueillies nous reproduisons au hasard la suivante :

R. G., treize ans ; père bacillaire, mère nerveuse, un frère bien portant. Outre les fièvres éruptives de l'enfance, l'enfant a présenté de nombreuses reprises de bronchites traînantes et sa santé a toujours été fragile et instable.

Il a été opéré de végétations adénoïdes. Au mois d'avril 1918 l'enfant a présenté un gonflement dur et un peu douloureux de toute la joue droite. Le mois suivant, ce gonflement s'est ramolli, puis a abcédé, et est resté fistulisé, depuis cette époque, par trois orifices situés sur le bord supérieur du maxillaire supérieur droit et sur l'os nasal.

L'enfant entre au Preventorium le 11 juillet. C'est un garçon timide, pâle, anémié, un peu voûté, aux chairs molles. Sa joue droite est très augmentée de volume et par les trois orifices fistuleux sort un pus grumeleux abondant. Le stylet pénètre très profondément dans trois directions, et, en bas, la radiographie montre que son extrémité affleure la dent canine reconnue saine. Le sinus maxillaire est sain, une ponction et un lavage établissent que le sinus ne communique pas avec les fistules. Pas d'actinomycose. Il s'agit d'ostéite maxillaire du maxillaire supérieur.

L'enfant est soumis à la cure générale dans le groupe de ses camarades en plus du traitement local (applications d'eau-mère et hydrothérapie prolongée). L'état général est vivement relevé, l'appétit et les forces sont revenus vers le milieu de la cure.

Le gonflement de la joue, d'abord augmenté, ne tarde pas à diminuer. Le pus d'abord abondant et grumeleux devient plus liquide, puis diminue nettement vers la troisième semaine.

Un curetage est alors pratiqué. A sa sortie, le 28 octobre, deux orifices fistuleux sont fermés, le troisième orifice se fermera un mois plus tard. L'enfant, revu aujourd'hui, n'a présenté, depuis, aucune nouvelle poussée. L'état général est excellent, le poids de l'enfant est monté de 32 kilogr. 200 à 33 kilogr. 800, sa taille, d'un mètre 37 à un 1m 38 et son périmètre thoracique, de 64,5 à 69,5.

(Extrait sommaire de la publication *Preventorium de Beauregard*, éditée par le Dr Dasse en janvier 1919).

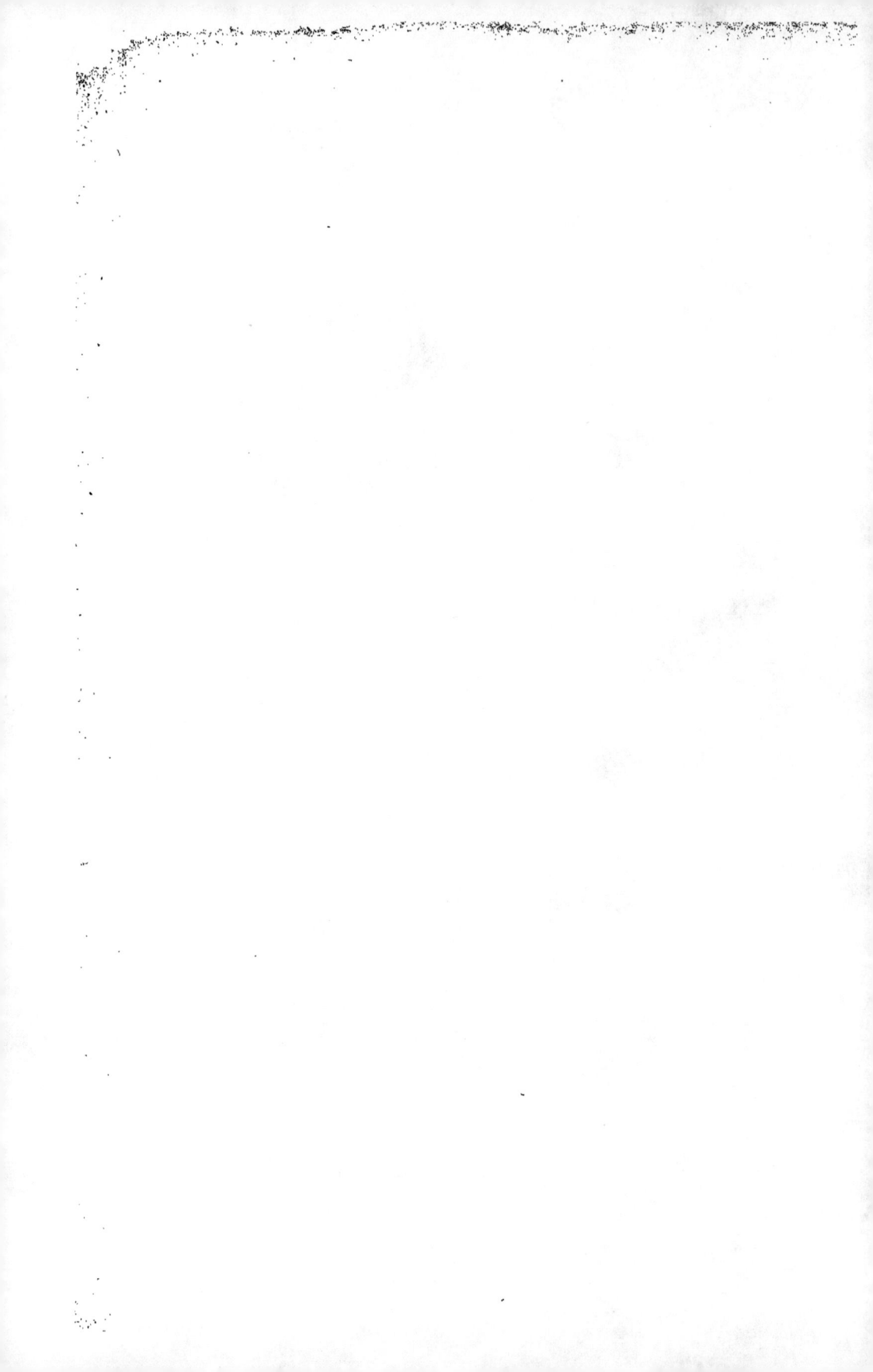

www.ingramcontent.com/pod-product-compliance
Lightning Source LLC
Chambersburg PA
CBHW060458210326
41520CB00015B/4000